ÉTUDE

SUR

L'ENTÉRORRHAGIE

DOTHIÉNENTÉRIQUE

PAR

Le D⁰ PICARD-LABORDE

PARIS

A. PARENT, IMPRIMEUR DE LA FACULTÉ DE MÉDECINE

A. DAVY, successeur

52, RUE MADAME ET RUE MONSIEUR-LE-PRINCE, 12

1885

ÉTUDE

SUR

L'ENTÉRORRHAGIE DOTHIÉNENTHÉRIQUE

ÉTUDE

L'ENTÉRORRHAGIE

DOTHIÉNENTÉRIQUE

PAR

Le Dʳ PICARD-LABORDE

———

PARIS

A. PARENT, IMPRIMEUR DE LA FACULTÉ DE MÉDECINE

A. DAVY, successeur

52, RUE MADAME ET RUE MONSIEUR-LE-PRINCE, 14

—

1885

ÉTUDE

SUR

L'ENTÉRORRHAGIE DOTHIÉNENTÉRIQUE

AVANT-PROPOS.

Dans le cours de nos études médicales, nous avons eu, à différentes reprises, l'occasion d'observer des hémorrhagies de l'intestin survenues dans le cours de la fièvre typhoïde. Les recherches que nous avons faites à ce propos dans les auteurs classiques pour nous renseigner sur la gravité de cette complication nous ayant laissé dans l'incertitude, la pensée nous est venue d'étudier de plus près la question et d'en faire le sujet de notre thèse inaugurale.

Quoiqu'on ait déjà beaucoup écrit sur les causes et le pronostic de l'entérorrhagie dothiénentérique, la discussion est loin d'être close; car il est difficile de faire entrer dans une formule précise et absolue le jugement définitif à porter sur un phénomène éminemment variable dans sa nature, dans son

Picard.   1

degré, dans les conditions qui favorisent son appa-
rition et dont l'issue est subordonnée trop souvent
à l'état général du malade.

« Au moment où l'hémorrhagie débute, disait il
y a quelques années M. Besnier, dans un remarquable rapport sur les maladies régnantes (1), il est
absolument impossible d'en déterminer la valeur ;
cette détermination ne peut être faite approximati-
vement qu'en observant l'évolution des accidents,
en tenant compte de la quantité de sang épanchée
ou évacuée, du caractère de l'hémorrhagie, variable suivant que le sang arrive au dehors plus
ou moins longtemps après être sorti des vaisseaux
altéré ou non, liquide ou coagulé, etc. ».

L'entérorrhagie est un accident fréquent dans le
cours de la fièvre typhoïde, et l'on peut dire avec
Trousseau qu'elle est encore plus commune qu'on
ne le croit généralement, si l'on en juge d'après les
faits où à l'autopsie seulement, leur existence est
révélée, lorsqu'en ouvrant le tube digestif, on
trouve une quantité plus ou moins considérable de
sang n'ayant pas dépassé la valvule iléo-cæcale.
Mais, comme le fait remarquer le professeur Jaccoud, il est manifeste que cette fréquence varie
beaucoup dans les diverses épidémies. L'influence
du climat, de l'âge, les prédispositions individuelles
et, il faut savoir le reconnaître, certaines méthodes

(1) Bull. Soc. méd. des hôpitaux, 1873.

thérapeutiques, doivent être prises aussi en considération.

Un coup d'œil jeté sur les différentes statistiques publiées par les auteurs jusqu'à ce jour, nous rendra compte de l'écart énorme qui existe entre les chiffres extrêmes.

Grisolle	1 0/0	Conradi	4,5
Forget	1,5	Guéneau de Mussy	5
Hôpital de Vienne, 1857-1858	2	Smith	5
Barth	2	Reinhardt	5,2
Rogaine	3	Griesinger	5,3
Geissler	3	Villemin	5,4
Bouillaud	3,4	Jaccoud	5,5
Darène	3,5	Louis	5,9
Andral	3,5	Liebermeister	6,2
Duchek	3,7	Wunderlich	7,1
Murchison	3,7	Mollard	8,8
Flint	4	Hagenbach	10
Vogel	4,3	Chomel	13
Leconte	4,5	Murchison	16

D'après une statistique que nous a remise M. Hartmann, sur 28 cas de fièvre typhoïde traités au début de l'année 1881, chez M. Millard, à l'hôpital Beaujon, deux fois on constata une entérorrhagie, soit une proportion de 7 pour 100.

Symptômes.

Le plus souvent l'hémorrhagie intestinale se manifeste à la fois par des symptômes locaux et des
symptômes généraux. Mais, d'une part, l'incident
local pathognomonique, c'est-à-dire l'écoulement
de sang peut manquer : c'est ce qui arrive toutes
les fois que le sang extravasé reste en dedans de la
valvule iléo-cæcale, par suite de la parésie si fréquente de la tunique musculeuse. Murchison (1) dit
avoir observé en plusieurs circonstances des hémorrhagies intestinales considérables qui occasion-
nèrent la mort du malade avant que le sang n'ait
apparu extérieurement.

M. Guéneau de Mussy a vu aussi la mort survenir par syncope avant que le sang versé dans l'intestin se fût échappé au dehors (2). Dans ces cas
d'hémorrhagie interne, l'ensemble des phénomènes
généraux peut, en dehors de tout indice local, faire
porter le diagnostic. On doit en effet soupçonner
l'accident quand, au milieu de l'évolution cyclique
de la fièvre, le malade tombe dans une prostration

(1) Murchison. Traité de la fièvre typhoïde, p. 130.
(2) N. Guéneau de Mussy. Clinique médicale, t. III, p. 214.

subite avec décoloration des téguments, quand le pouls augmente de fréquence, tandis que la température s'abaisse. Cet abaissement thermique est un signe important dans le diagnostic des hémorrhagies intestinales sans écoulement à l'extérieur. Quand, par exemple, l'état adynamique résulte non d'une entérorrhagie, mais d'une phlegmasie viscérale, il n'y a plus alors abaissement, mais tout au contraire élévation de la température. De plus, si l'épanchement est considérable, le ventre est ballonné et la palpation quelquefois douloureuse; la percussion donne de la matité. La masse intestinale, augmentée de volume, refoule le diaphragme et détermine ainsi de la gêne respiratoire (Grellety). Dans les cas d'hémorrhagie interne, l'examen des urines décèle une augmentation des matériaux solides. On y trouve aussi de l'uro-hématine due à la résorption d'une partie du sang extravasé (1). D'un autre côté, lorsque l'effusion du sang ne dépasse pas la valeur de quelques grammes, les symptômes généraux peuvent être à peine sensibles et même passer totalement inaperçus.

L'écoulement de sang se fait du reste de la façon la plus variable; il peut être passager ou se continuer plusieurs jours; il n'est pas rare non plus de le voir survenir par crises successives, séparées par des intervalles de durée plus ou moins longue, pen-

(1) A. Robin. Essai d'urologie clinique dans la fièvre typhoïde.

dant lesquels les selles reprennent leurs caractères antérieurs.

La quantité de sang émise est également sujette aux variations les plus grandes : l'hémorrhagie peut aller de quelques grammes à plusieurs litres. Chez une malade du service de Trousseau, elle était si abondante que le lit était inondé et que le sang se répandait sur le plancher de la salle.

Le sang, expulsé de l'intestin, se présente sous différents aspects, suivant qu'il a séjourné ou non dans le tube digestif avant d'être rendu dans les garde-robes.

Quand le sang extravasé n'a pas été chassé de suite, il forme une bouillie noirâtre, comparable à du raisiné, quelquefois à du goudron, à de la suie. Cette bouillie, qui peut devenir une source d'auto-infection (Guéneau de Mussy), donne aux selles une horrible fétidité. Si le sang est peu abondant, les matières diarrhéiques offrent seulement une coloration noirâtre dont la nature ne se révèle que par un examen minutieux. Le sang peut être coagulé ou liquide, noir ou de couleur vermeille, pur ou mêlé de matières et de caillots gélatiniformes. D'après Murchison, la teinte rouge claire serait due à l'alcalinité des matières contenues dans l'intestin.

L'entérorrhagie de la fièvre typhoïde coexiste parfois avec d'autres hémorrhagies, telles que l'épistaxis, l'hémoptysie, l'hématémèse, l'hématurie, le saignement des gencives et le purpura.

La maladie a été désignée dans ces cas, par quelques auteurs, sous le nom de fièvre putride hémorrhagique quand elle s'accompagne d'un état général grave (Murchison).

D'après la note que nous a remise M. Hartmann, sur les 28 fièvres typhoïdes traitées au début de 1881, chez M. Millard, deux fois, nous l'avons vu, une entérorrhagie survint ; or, dans ces deux cas, accompagnés l'un et l'autre d'état général grave, d'albuminurie, et suivis de mort, on observa chez un malade une stomatorrhagie abondante, et chez l'autre de l'ecthyma hémorrhagique.

L'abaissement de la température centrale avec persistance de la rapidité du pouls, la pâleur subite de la peau, le refroidissement des extrémités, les sueurs froides, quelquefois un amendement des phénomènes morbides avec sensation de mieux-être perçue par le malade, tels sont les symptômes généraux qui peuvent accompagner l'entérorrhagie typhique.

Pour le professeur Jaccoud ces phénomènes sont, suivant les cas, plus ou moins accusés ; mais ils existent toujours à un degré quelconque.

Lorsque l'hémorrhagie est violente, le malade éprouve des défaillances qui peuvent aboutir à une syncope mortelle.

Ordinairement, la chute de la température est brusque ; elle peut être de plusieurs degrés et descendre au-dessous de la normale. D'après Griesinger, l'abaissement en moyenne est de 2 à 3 degrés ;

il est généralement suivi, dans les vingt-quatre heures, d'une élévation qui ramène le thermomètre au chiffre antérieur. Cette règle souffre, du reste, de nombreuses exceptions : il est des cas heureux dans lesquels la température, brusquement abaissée par l'entérorrhagie, ne remonte jamais au niveau primitif, mais revient au contraire peu à peu et par oscillations à la ligne normale.

L'abaissement thermique est assez souvent suivi d'un amendement des phénomènes morbides. Cette rémission, comme le fait judicieusement remarquer M. Guéneau de Mussy, peut être rapprochée de celle qu'on observait parfois après les évacuations sanguines, quand leur usage était en honneur; mais cette détente n'est habituellement qu'éphémère et disparaît dès que le thermomètre remonte.

Le pouls devient petit, mais il ne perd rien de sa fréquence.

Peut-on prévoir chez un typhique l'hémorrhagie de l'intestin ?

Dans les formes adynamiques et chez les malades anémiés par des épistaxis antérieures ou par toute autre cause, l'hémorrhagie peut survenir sans prodrome. Mais souvent aussi, certains signes peuvent faire présager l'accident. Un pouls dur et fréquent avec éréthisme cardiaque constitue, d'après Graves, un symptôme menaçant.

Guéneau de Mussy croit d'autant plus à la valeur de cet indice, qu'il l'a observé dans des hémorrhagies différentes, hémoptysies, pertes utérines, etc.

D'après Lowry, le dicrotisme, quand il est très marqué, constitue aussi un signe de mauvais présage.

Ajoutons enfin, sans attacher une trop grande importance à ce phénomène, que la constipation a été assez souvent observée jusqu'au moment de l'hémorrhagie (Murchison, Guéneau de Mussy, etc.). La première malade citée par Trousseau dans sa leçon sur l'entérorrhagie n'avait pas encore de diarrhée quand l'accident survint vers le quinzième jour de la fièvre.

Constantin Paul a donné comme signe de la persistance des hémorrhagies, la récurrence du pouls au-dessous d'un point de l'artère radiale comprimée jusqu'à l'effacement de son calibre. Guéneau de Mussy croit que ce pouls récurrent existe presque toujours; mais il considère comme très vraisemblable que la récurrence puisse être plus énergique et plus rapide, quand les artères offrent cette impulsion forte et cette tension qu'on observe quelquefois dans l'imminence d'une hémorrhagie et qui accompagne la persistance du mouvement congestif (1). Une question fort intéressante est celle de savoir à quelle place du cycle morbide se montre d'ordinaire l'hémorrhagie intestinale.

Sur ce point, les cliniciens sont tous d'accord : c'est vers la troisième semaine que l'entérorrhagie a sa plus grande fréquence.

(1) N. Guéneau de Mussy. Clinique médicale, p. 348.

Dès le début de la diarrhée, dit Guéneau de Mussy, l'examen microscopique fait constater dans les matières fécales des hémoglobules ; mais c'est le plus souvent dans les derniers jours de la deuxième période et pendant la troisième que surviennent les entérorrhagies (1).

Pour le professeur Jaccoud, on la rencontre surtout du quatorzième au vingt et unième jour (2).

Dans 60 cas relevés par Murchison, le sang a commencé à couler huit fois vers la fin de la seconde semaine et vingt-huit fois pendant la troisième (3).

Hardy et Béhier (4), Grisolle (5) donnent la même date que le professeur Jaccoud.

Griesinger, sur un ensemble de 32 cas, a constaté dix fois l'hémorrhagie à la fin du deuxième septénaire, jamais avant le onzième jour.

On a observé néanmoins l'hémorrhagie dans la première période de la fièvre typhoïde ; une malade de Leudet présenta cet accident le onzième jour.

Dubuclet, dans sa thèse, donne 23 cas d'entérorrhagies survenues dans la première décade.

Leconte (6) en a observé le dixième jour.

Rochet (7), le neuvième et le huitième.

(1) N. Guéneau de Mussy. Clin. méd., t. III, p. 213.
(2) Jaccoud. Path. int., t. II, p. 758.
(3) Murchison. Traité de la fièvre typhoïde, trad. Lutaud, p. 130.
(4) Path. int., t. IV, p. 75.
(5) Grisolle. Path. int., t. I, p. 43.
(6) Thèse de Paris, 1872.
(7)   Id.

Trousseau rapporte l'histoire d'une femme de 64 ans, morte d'une hémorrhagie intestinale foudroyante le septième jour de maladie.

Mirza-Ali (1) a constaté le même fait au 6ᵉ jour.

Millon (2) a relaté l'observation d'une jeune fille qui perdit par l'anus plus d'un litre de sang également au 5ᵉ jour.

Si les hémorrhagies précoces sont possibles, les hémorrhaghies tardives ne sont pas non plus inconnues ; elles peuvent survenir dans la huitième et jusque dans la neuvième semaine. Sur les 60 cas qui constituent la statistique de Murchison, l'hémorrhagie eut lieu trois fois dans la sixième semaine, une fois dans la septième, une fois pendant la huitième.

L'accident a été rencontré, mais d'une façon tout à fait exceptionnelle au début de la convalescence. Griesinger et Murchison ont relaté des faits de ce genre. L'entérorrhagie est due alors, comme le fait remarquer Hutinel (3), à un écart de régime.

Nous pouvons rapprocher de ces cas l'histoire d'un malade de M. le professeur Laboulbène, dont M. Pignot a bien voulu nous communiquer l'observation.

Il s'agit d'un homme dans la force de l'âge, qui, à la fin d'une fièvre typhoïde relativement bénigne

(1) Mirza-Ali. Thèse Paris, 1870.
(2) Millon. Thèse Paris, 1870.
(3) Hutinel. Étude sur la convalescence et les rechutes de la fièvre typhoïde. Thèse d'agrégation, 1883, p. 88.

et exemple jusque-là de toute complication, eut au moment où il allait entrer en pleine convalescence, une entérorrhagie assez forte que rien ne pouvait faire prévoir. L'enquête qui fut faite révéla que la femme de ce malade lui avait apporté la veille, malgré la défense faite, quelques aliments.

Isabel Lowry (1) fait remarquer dans sa thèse, que les hémorrhagies des rechutes ont souvent lieu de bonne heure. Cette particularité trouve d'ailleurs une explication facile dans ce fait que la congestion nouvelle agit sur les tissus de réparation des plaques encore en voie d'évolution.

(1) Lowry. Thèse Paris, 1884.

Étiologie et Pathogénie

ÉTIOLOGIE

Les causes de l'entérorrhagie dothiénentérique sont nombreuses. Elles tiennent, les unes au milieu dans lequel vit le malade, à la constitution médicale et jusqu'à un certain point, au climat ; les autres, plus directes, à l'état même du malade, à son âge, à la forme qu'a revêtue la fièvre, au traitement employé, voire même au régime suivi. Toutes sont intéressantes à connaître et méritent de nous arrêter un instant.

Age. — L'hémorrhagie intestinale, dit M. Gueneau de Mussy, est extrêmement rare chez les enfants. C'est aussi l'avis de Murchison. Ce fait constaté par la plupart des auteurs, s'explique assez bien par la profondeur moindre des lésions intestinales chez les tout jeunes sujets (1). Sur 232 malades ayant moins de 15 ans, Taupin, Rilliet et Barthez n'ont vu cette complication qu'une seule fois.

A l'autre extrémité de la vie, l'entérorrhagie paraît également peu commune. Josias, qui a étudié la fièvre typhoïde chez les personnes âgées, dit, d'une façon générale, que les complications susceptibles d'être rencontrées dans le cours de la do-

(1) Archambault. Progrès médical, 187.

Picard.   2

thiénentérie sont moins fréquentes à cet âge avancé.
Toutefois il serait inexact de dire que l'hémorrhagie
de l'intestin est inconnue chez le vieillard ; car, pour
ne citer que quelques exemples, Leudet a rapporté
l'observation d'hémorrhagies intestinales suivies
d'anasarque et de péritonite par propagation chez
un homme de 59 ans atteint de fièvre typhoïde.

Trousseau a vu le même accident survenir chez
un sujet ayant déjà dépassé la soixantaine.

Lowry l'a trouvé 6 fois chez des malades âgés de
plus de quarante ans.

Tempérament, Constitution. — Les sujets qui montrent, en état de santé, une tendance aux épistaxis
et aux hémorrhagies diverses, sont, on le conçoit,
plus particulièrement exposés aux hémorrhagies ;
car à l'influence spéciale de la maladie qui prédis-
pose par elle-même aux phénomènes hémorrhagiques, vient s'ajouter encore la fragilité morbide
des vaisseaux capillaires.

Leconte, qui a bien étudié la question, montre que
souvent dans les faits de ce genre l'entérorrhagie
s'accompagne d'hématémèse, d'hématurie, d'épistaxis, de purpura, etc.

Dans les formes adynamiques de la fièvre typhoïde, l'entérorrhagie est tout particulièrement à
craindre à la période d'ulcération. Leconte a noté dix
cas adynamiques sur 77 hémorrhagies survenues
dans le cours de la seconde ou de la troisième
semaine.

Dans la série donnée par Jaccoud, six morts sur

six cas, les malades étaient tous au plus haut point adynamiques. L'hémorrhagie, comme la gangrène, témoigne, pour Guéneau de Mussy, de l'atteinte profonde que la vie a subie.

Dans ses traits les plus accentués, dit Guéneau de Mussy, la forme adynamique se confond avec celle que les anciens médecins désignaient sous le nom de forme putride. Si ce nom méritait d'être conservé il devrait être réservé pour ces cas où l'altération du sang et de l'innervation est portée à un tel degré que la vie organique, qui semblait moins profondément atteinte que la vie de relation, se trouve lésée dans ses conditions intimes et primordiales ; et la mort, qui menace l'ensemble de l'organisme, prélude en quelque sorte à cette destruction totale par des destructions partielles et par l'extravasation hors de ses conduits du liquide sanguin qui, au lieu d'apporter à tous les tissus des éléments de nutrition et de réparation, exerce sur eux une action toxique et destructive. C'est alors qu'on voit au plus haut degré des pétéchies, des ecchymoses, souvent consécutives à la rupture des fibres musculaires, des hémorrhagies nasales, *intestinales*, qui ne s'arrêtent pas ou qui tendent à se répéter (1).

Nous avons mentionné dans le chapitre précédent l'influence des écarts de régime et des imprudences

____

(1) Clin. méd., t. III, p. 204.

dans l'alimentation au moment de la convalescence ; nous n'y reviendrons pas davantage.

Climats. — Les épidémiologistes ont remarqué
depuis longtemps l'influence des latitudes sur la
fréquence relative des entérorrhagies. Kennedy (1)
les croit beaucoup plus fréquentes à Londres qu'en
France et en Amérique. Son opinion s'accorde avec
les relevés de Jenner, qui donnent une hémorrhagie
pour trois cas de fièvre typhoïde.

D'autre part, d'après un grand nombre de faits
étudiés sous la direction de M. Tholozan, Mirza-
Ali (2) déclare que les hémorrhagies intestinales
sont exceptionnelles en Perse. Sur 2000 typhiques
observés dans un espace de douze années, l'auteur
n'en a pu noter que trois cas survenus dans le cours
d'une même épidémie fort grave en 1871. Il attribue cette rareté à une sorte d'antagonisme qui se
produirait entre les fonctions cutanées et les fonctions intestinales. Si l'on voulait poursuivre ce rai-
sonnement jusque dans ses dernières conséquences,
on pourrait dire que les hémorrhagies dothiénentériques doivent être plus fréquentes en hiver qu'en
été. Or rien n'est moins prouvé que l'influence sai-
sonnière. Sur 79 cas relevés par Lowry, 21 se sont
produits en juin, juillet et août, c'est-à-dire dans

(1) Kennedy. Obs. on typh. and typh. fevers, etc. Edimb.
med. Journal, 1800.
(2) Mirza-Ali. Thèse Paris, 1876.

une proportion presque aussi forte que dans les
mois d'hiver.

Influences épidémiques. — Nous avons déjà cité
l'opinion du professeur Jaccoud qui considère la
fréquence des entérorrhagies liées à la fièvre
typhoïde comme très variable suivant les différentes
épidémies. « Il y a quelques années, dit Trousseau,
« en même temps que nous observions ces acci-
« dents dans un certain nombre de nos fièvres
« typhoïdes, nous voyions aussi des hémorrhagies
« passives survenir chez d'autres malades ; nous
« observions des cas de purpura hœmorrhagica,
« de variole noire et de nombreux exemples d'érup-
« tions pétéchiales scarlatiniformes. »

Ces influences épidémiques sont évidemment de
nature très complexe, mais ne peuvent-elles pas
être expliquées, en partie, par la majorité des cas
adynamiques? Nous avons vu, en effet, tout à
l'heure, que l'épuisement des forces était une cause
prédisposante indéniable.

Méthodes thérapeutiques. — Parmi les agents thérapeutiques si divers employés pour combattre la
fièvre typhoïde, il en est quelques-uns dont l'action sur la production des entérorrhagies a soulevé
de vives controverses.

C'est, au premier rang, le traitement par l'eau
froide, bien connu sous le nom de méthode de Brand.
On sait que, pour le médecin de Stettin, toute fièvre

typhoïde traitée régulièrement, dès le début, par les bains froids, doit être exempte de complications et guérir. Cette proposition absolue était trop contraire à la réalité des faits pour ne pas amener bientôt des protestations nombreuses. Le principal reproche qu'on adresse à la méthode de Brand, c'est de causer, par répercussion, des congestions viscérales, congestions souvent suivies d'hémorrhagies et, en particulier, d'hémorrhagies intestinales.

Sans parler des mouvements plus ou moins violents que nécessite l'administration du bain, on admet que la réfrigération périphérique et le spasme des vaisseaux de la peau doivent s'accompagner d'une hypérémie viscérale profonde analogue à celle qui se produit dans le stade du frisson de l'impaludisme. De plus, Fränckel a fixé l'attention sur une circonstance physique qui favoriserait, d'après lui, la production des hémorrhagies dans le bain, c'est l'obstacle qu'il oppose aux mouvements du diaphragme, et, en même temps, à l'évacuation du contenu des veines. Cette complication, pour les défenseurs de la médication par l'eau froide, ne se produirait que dans un nombre de cas relativement minime et dans ceux-là seulement qui ne sont pas traités dès le début. Au dire de Brand et de ses partisans, les malades qu'on plonge dans le bain froid dès les quatre premiers jours, n'ont jamais d'entérorrhagies. Mais cette affirmation ne doit pas être acceptée à la lettre et la balnéation précoce ne paraît pas avoir une influence indiscutable, si l'on en juge par les résultats médiocres de Körber, Scholz, Wund et Hœbermann qui ont tous observé les entérorrhagies chez les typhiques baignés dès le quatrième ou le cinquième jour.

D'après Reinhardt (1), la fréquence de l'hémorrhagie intestinale dans la fièvre typhoïde traitée par l'eau froide serait de 5 pour 100 et rentrerait, par conséquent, dans la moyenne ordinaire.

Soltdaunner (de Berlin), comparant 5,636 cas de fièvre typhoïde traitée par la méthode hydriatique et 13,653 cas dans lesquels la médication fut différente, trouve que l'entérorrhagie s'est montrée, dans les deux séries, avec une fréquence à peu près analogue, soit 4,2 pour 100 dans la première et 3,9 pour 100 dans la seconde. Sa conclusion, comme celle de Reinhardt, est que la cure hydrothérapique n'augmente pas sensiblement la fréquence des entérorrhagies.

Toute différente est la statistique de Wunderlich (2) fils qui a relevé les cas observés à la clinique de son père, à Leipzig, de 1868 à 1872. Sur 253 typhiques, 155 furent baignés et ce fut chez ceux-là qu'on constata le plus grand nombre d'hémorrhagies intestinales, c'est-à-dire 10,3 pour 100, tandis que sur les 98 malades soignés d'une façon

1) Revue des sciences médicales, 1878, p. 748.
(2) Carl Wunderlich. Dissert. inaug. Leipzig, 1872.

différente, on en compta seulement deux. On peut joindre aux chiffres de Wunderlich les résultats obtenus par Schultz, d'Heidelberg (1), qui vit tout à coup la proportion des hémorrhagies s'élever de 3,4 pour 100 à 9,6 pour 100, lorsqu'il substitua le traitement hydriatique aux méthodes anciennes.

Pour M. Peter, les hémorrhagies toujours possibles dans la dyscrasie typhique, dont elles constituent un accident spontané, à la pituitaire, à l'intestin ou à la peau, sont fatalement rendues plus abondantes, plus fréquentes et plus graves depuis l'emploi des bains froids coup sur coup.

« Le bain froid, dit le savant professeur, a une
« action incontestable sur le système nerveux ;
« c'est là une vérité évidente de soi : il a incontes-
« tablement aussi une action toute physique sur
« les vaisseaux dont il détermine le resserrement ;
« il a, de plus, une action dynamique sur les vaso-
« moteurs cutanés, d'où la contraction vitale des
« petits vaisseaux ; le bain froid exerce donc en
« réalité une double action expulsive sur la circu-
« lation cutanée, d'où la brusque rétrocession du
« sang de la périphérie vers les centres. Ce sang,
« ainsi brusquement chassé des réseaux capillaires
« de la peau, se porte vers les points de moindre
« résistance, et va produire, ici, des phlegmasies
« parenchymateuses, là, des congestions brusque-
« ment généralisées, plus loin, des hémorrhagies

(1) Klin. Wochensch. Berlin, 1872.

« d'une abondance immédiatement périlleuse.
« Quant aux hémorrhagies intestinales, sur la va-
« leur pronostique desquelles on a pu différer,
« c'était le lot des bains froids coup sur coup de
« couper court à toute controverse, l'entérorrha-
« gie qu'ils provoquent étant parfois d'une abon-
« dance rapidement meurtrière (1). »

OBSERVATION RAPPORTÉE PAR LE PROFESSEUR PETER A LA
SOCIÉTÉ MÉDICALE DES HÔPITAUX (1877).

Une jeune femme, âgée de 23 ans, robuste, atteinte de fièvre typhoïde assez intense, dont les prodromes remontaient à dix jours, mais qui ne s'était alitée que depuis moins de quarante-huit heures, entre à l'hôpital le 11 novembre, ayant une céphalalgie intense; la peau brûlante et très sèche; le pouls plein, fort et très fréquent: 40,8, le soir de l'entrée; 40,9, le lendemain matin. Elle doit prendre, ce même jour, 11 novembre, quatre bains froids, à la T. de 21° et de vingt minutes de durée, à vingt minutes d'intervalle.

A la visite du soir, on la trouve ayant déjà pris deux bains, les douleurs de tête toujours aussi violentes, la peau toujours très chaude, bien qu'un peu moins sèche, et disant se sentir un peu mieux. La température axillaire est néanmoins de 40,7 (de un dixième de degré moins élevé que la veille). Les deux autres bains sont donnés, le dernier à neuf heures et demie du soir. A dix heures, la malade est prise d'un violent besoin d'aller à la selle et elle rend une grande quantité de sang. A minuit, elle a une nouvelle hémorrhagie intestinale ; vers le matin, troisième hémorrhagie. Le sang est presque pur et encore en assez grande quantité.

(1) Société médicale des hôpitaux, avril-mai, 1877.

Les douleurs de tête sont un peu moins fortes le 13, au matin ; mais il y a d'assez violentes coliques. La peau est toujours très chaude, mais un peu moins sèche. La température axillaire est de 40,4. — On cesse les bains froids et on donne le seigle ergoté à la dose de 4 grammes, additionné de 25 centigrammes d'extrait thébaïque. Malgré ces énormes hémorrhagies, la température axillaire du soir est plus élevée qu'à aucun jour, 41,2.

Le lendemain, 13 novembre, il n'y a plus de selles depuis la veille, mais la malade est dans un grand état de prostration, dont on la tire très difficilement. La langue est devenue très sèche, fuligineuse, fendillée ; le ventre est très douloureux à la pression ; la peau, d'une chaleur âcre et très sèche ; la température axillaire de 41,1.

Rien ne put désormais tirer la malade de son anémie et de sa prostration, immédiatement consécutives l'une et l'autre à ses abondantes hémorrhagies intestinales, non plus que de l'état typhique aussi brusquement survenu. Elle succomba huit jours plus tard, toujours anémique, toujours prostrée, toujours typhique au même degré, délirant depuis trois jours avant sa mort et ayant, le matin de son dernier jour, 41,2 et 41,3 le soir de ce même jour.

L'acide salicylique et le salicylate de soude, fort employés depuis quelques années dans le traitement de la fièvre typhoïde, à cause de leur double action sur le principe infectieux et sur l'hyperthermie, ne sont pas restés non plus à l'abri de tout reproche quant à l'influence qu'ils peuvent avoir sur la production de l'entérorrhagie.

En Allemagne, les médecins donnent l'acide salicylique et ses sels à la dose de 8 et 10 grammes par jour, dans le cours de la fièvre typhoïde. A Paris,

MM. Vulpian et Oulmont le prescrivent également
à doses considérables et le considèrent comme
exempt de tout danger. Cependant, nombre d'auteurs le regardent comme dangereux et ne l'em-
ploient qu'avec méfiance. M. Hallopeau, qui a étudié
comparativement l'action du calomel, du salicylate
de soude et du sulfate de quinine dans la dothiénentérie, considère les doses de 3 et 4 grammes
comme capables de donner lieu à des accidents, si
elles sont longtemps continuées.

Sur onze typhiques auxquels il avait prescrit le
salicylate de soude, deux eurent des hémorrhagies
de l'intestin ; chez un troisième il y eut de l'apo-
plexie pulmonaire et des hémorrhagies cutanées (1).

Sur 13 fièvres typhoïdes soignées par le salicylate
de soude, Fisher a observé 4 entérorrhagies. Guéneau de Mussy, Léonardi-Astler ont observé des
accidents de ce genre à la suite de l'emploi du salicylate de soude.

Aussi peut-on dire avec M. Hallopeau, que l'in-
nocuité du salicylate de soude à doses élevées doit
être suspectée et qu'il est mauvais de le donner à
tout malade ayant des épistaxis abondantes ou per-
dant du sang par une autre voie.

PATHOGÉNIE.

Par quel mécanisme s'opère l'entérorrhagie dans
la fièvre typhoïde ? Ce que nous avons dit dans le

(1) Hallopeau. Soc. méd. des hôpitaux, 1880.

chapitre précédent sur les différentes causes capables de provoquer l'entérorrhagie dothiénentérique peut facilement faire prévoir que sa pathogénie est loin d'être univoque. C'est qu'en effet dans la fièvre typhoïde se trouvent réunies toutes les circonstances favorables à une hémorrhagie de l'intestin.

L'altération du sang, les lésions vasculaires, la congestion viscérale généralisée, l'ulcération de l'intestin et peut-être aussi la thrombose des artères mésentériques, sont autant de conditions invoquées par les pathologistes pour expliquer la genèse de l'accident que nous étudions.

Altérations du sang. On sait, depuis les recherches de Bouillaud, d'Andral et Gavarret, que le sang dans la fièvre typhoïde subit des modifications remarquables. Il devient noirâtre, diffluent; les caillots sont moins denses et moins fermes. Les globules rouges sont diminués. D'après Becquerel et Rodier, la proportion d'eau augmente en proportion considérable, tandis que l'albumine, la fibrine et les éléments solides du sérum s'abaissent au-dessous du chiffre physiologique. Pour Trousseau, cet état de dissolution du sang doit être regardé le plus ordinairement comme la cause prochaine des hémorrhagies observées.

Le sang est exhalé par les surfaces muqueuses dans la fièvre typhoïde, absolument comme dans certaines formes de la rougeole, de la scarlatine, de la variole.

On comprend toutefois, dit Trousseau, que les lésions intestinales dans la dothiénentérie puissent favoriser la tendance à l'exhalation sanguine, de même que dans une variole, une rougeole, une scarlatine hémorragiques, une excoriation de la membrane muqueuse nasale favorisera la production d'une épistaxis, de même qu'une surface dénudée par les vésicatoires deviendra plus facilement aussi le siège d'une hémorrhagie cutanée (1).

Lésions vasculaires. La dégénérescence granulo-graisseuse des vaisseaux dans la fièvre typhoïde a été étudiée dans ces dernières années par le professeur Hayem. Ces lésions, déjà entrevues par Hilde-brand, Patry et Virchow, affaiblissent l'élasticité et la résistance des vaisseaux et sont au premier chef une cause prédisposante des hémorrhagies diverses.

Les expérience du professeur Bouchard (2) montrent que les ruptures portent bien moins sur les capillaires que sur les petites veinules.

Congestion viscérale. On doit à J. Cazalis d'avoir bien mis en lumière la part qu'il faut faire dans l'entérorrhagie des typhiques à la congestion des viscères (3). Dans toute dothiénentérie se dévelop-

(1) Trousseau. T. I, p. 304.
(2) Bouchard. Th. agrég., 1860.
(3) J. Cazalis. De la valeur de quelques phénomènes congestifs dans la dothiénentérie. Th. Paris, 1874.

pent des phénomènes de congestion. Ce mouvement fluxionnaire est un des éléments constituants de la maladie, un des plus importants et des plus inté-ressants au point du vue de la physiologie patho-logique ; il peut se manifester sur la peau, sur les muqueuses, sur les lésions splanchniques, et peut être transitoire ou s'immobiliser sur telle ou telle région.

Cazalis, sans rejeter les autres causes invoquées pour expliquer l'entérorrhagie, considère cet acci-dent comme une des manifestations extérieures les plus importantes de la congestion de l'intestin. Pour lui, les cas d'hémorrhagie par ulcération mis à part, on peut diviser les entérorrhagies en deux classes.

Dans la première se placent celles qui ont lieu surtout au début ou au milieu de la maladie, rare-ment à la fin. Elles apparaissent au milieu de ces congestions actives qui se montrent à cette époque sur la peau, la muqueuse nasale, le poumon, l'intes-tin ; elles reconnaissent pour cause le mouvement fluxionnaire et le font indifféremment par les ulcé-rations ou la surface de la muqueuse.

Elles sont facilitées par la lésion du sang, les al-térations vasculaires, les troubles fonctionnels du système nerveux. Dans l'autre classe se rangeront les hémorrhagies qui se montrent le plus souvent à une période avancée de la maladie, mais qui peu-vent apparaître aussi plus tôt, dans le cas de fièvre putride hémorrhagique. La cause première est une lésion intense du sang, l'écoulement se fait en tous points de l'intestin, s'accompagne toujours d'hémorrhagies dans d'autres organes ; les lésions vasculaires et l'atonie du système nerveux aident puissamment à leur production.

Ces perturbations nerveuses doivent en effet être prises en grande considération.

Le professeur Bouchard, pour expliquer les hémorrhagies, place à côté des lésions matérielles des vaisseaux l'atonie des vaso-moteurs (1). Granier de Saint-Aubin, à propos des entérorrhagies, dans le cas qui nous occupe, place au premier rang, parmi les différentes causes, la paralysie des vaso-moteurs qu'il rapporte aux lésions du système nerveux, surtout à celles des ganglions du plexus solaire décrites par Virchow et par Rokitansky (2).

Dans ses belles leçons sur les vaso-moteurs, le professeur Vulpian montre que les hémorrhagies, de même que la congestion, peuvent se produire par suite d'une modification des fonctions vaso-motrices, dans l'organe où s'opère l'extravasation sanguine. Sans doute, l'hémorrhagie est favorisée par les altérations préexistantes que peuvent présenter les vaisseaux et le sang lui-même ; mais l'appareil vaso-moteur joue un rôle certain dans les hémorrhagies que l'on observe dans les fièvres éruptives hémorrhagiques ; c'est par suite des

(1) Bouchard. Pathogénie des hémorrh., 1869, p. 144. Th. agrég.

(2) Granier de Saint-Aubin. Th. Paris, 1866.

troubles fonctionnels de cet appareil que naissent les congestions qui, dans ces affections, sont bientôt suivies d'extravasations sanguines. C'est par le même mécanisme que se produisent vraisemblablement dans les fièvres typhoïdes l'épistaxis et les hémorrhagies utérines (1).

Ulcérations intestinales. — Pour Trousseau (2), les ulcérations de l'intestin sont si peu la condition essentielle de la production des hémorrhagies qu'on voit souvent celles-ci survenir à une époque encore éloignée du moment où ces ulcérations se font. Nous avons en effet rapporté plus haut, nombre d'observations dans lesquelles l'entérorrhagie se montra dès le premier septénaire.

Mais il n'en est pas moins vrai que dans la grande majorité des cas l'hémorrhagie de l'intestin survient dans les périodes où le travail ulcératif est en pleine activité. M. le professeur Jaccoud n'explique pas les hémorrhagies par un autre mécanisme que l'ulcération.

Pour Murchison, quand l'accident se produit après le quatorzième jour de la maladie et que l'hémorrhagie est copieuse, il s'agit probablement de l'ouverture d'une petite artère, ouverture produite par une des ulcérations intestinales, ou d'un état fongueux des escharres non encore détachées des glandes de Payer.

(1) Vulpian. Leçons sur les vaso-moteurs, t. II, p. 521.
(2) Trousseau. Loco citato, p. 304.

Murchison, Guéneau de Mussy, en injectant les artères mésentériques, ont pu découvrir quelquefois le vaisseau rompu qui avait donné le sang. Dans un fait de Jenner, l'eau injectée dans l'artère mésentérique supérieure s'échappait librement d'un ulcère de l'iléon. Une observation analogue a été faite par Hamernjk (1). Forget rapporte un cas où des caillots étaient restés sur des plaques ulcérées (2).

D'après Murchison, une hémorrhagie survenant vers la troisième ou la quatrième semaine indique « que l'ulcération s'est probablement étendue jusqu'aux vaisseaux situés au-dessous des fibres musculaires transversales, et une ulcération de cette nature peut aller jusqu'à produire la perforation.

Un fait rare, mais digne d'être mentionné, c'est l'ulcération et même la perforation du gros intestin que l'on observe parfois à la suite de la fièvre typhoïde. Ces lésions, au même titre que celles de l'intestin grêle, peuvent déterminer une hémorrhagie plus ou moins abondante. M. Leudet (de Rouen) a particulièrement insisté sur ce point intéressant. Le sang, disent Béhier et Hardy, ne provient pas seulement de l'intestin grêle ; il peut encore être exhalé dans le gros intestin.

M. Laharpe (3) a signalé dans une épidémie qui a régné à Lausanne en 1844, plusieurs cas d'hé-

(1) Murchison, p. 131.
(2) Forget. Traité de l'entérite folliculeuse, p. 107.
(3) Voir Béhier et Hardy. Path. int., t. IV, p. 75.

morrhagies ayant eu lieu par le cœcum ou le colon ; dans un de ces cas la mort fut la conséquence de l'abondance de l'hémorrhagie.

Thrombose. -- A propos des ulcérations de l'intestin et de leur influence pathogénique sur l'entérorrhagie, Guéneau de Mussy remarque judicieusement que si cette explication, qui semble si simple et si satisfaisante au premier abord, était toujours la véritable, l'accident devrait être beaucoup plus commun qu'il n'est en réalité ; car la mortification et l'ulcération des plaques de Payer s'accomplissent chez la plupart des malades affectés de dothiénentérie ; très souvent elles détruisent la tunique musculaire et atteignent, par conséquent, une région où se trouvent des vaisseaux d'un important calibre. Or, si ces hémorrhagies sont relativement rares, c'est que, pour Guéneau de Mussy, l'oblitération de ces vaisseaux par inflammation ou par thrombose précède leur destruction.

Mais, d'un autre côté, l'éminent auteur pense qu'il y aurait à rechercher si, en dehors des différentes conditions morbides connues jusqu'à présent, la thrombose d'une des artères mésentériques ne pourrait pas, dans certains cas, devenir une cause d'entérorrhagie. Il allègue, à l'appui de son opinion, les expériences physiologiques qui prouvent que la ligature d'une branche artérielle peut produire des extravasations sanguines dans les régions vasculaires situées au-dessous de cette ligature.

Pronostic.

La diversité des causes qui peuvent présider au développement de l'hémorrhagie intestinale dans le cours de la fièvre typhoïde, rend compte des divergences constatées dans les nombreuses statistiques, quant aux conséquences qu'elle entraîne, et permet jusqu'à un certain point d'apprécier la valeur des opinions si contradictoires émises par les auteurs sur le jugement que doit porter le médecin en face d'un accident de cette espèce.

Sur 32 cas d'hémorrhagie, Griesinger compte 10 morts, William Jenner 7 sur 21, Jaccoud 6 sur 6, Gietl 7 sur 14, Murchison 32 sur 60. D'après une statistique de l'hôpital de Bâle, sur un chiffre de 1,743 typhiques, 127 eurent des entérorrhagies, dont 49 moururent (1). Leconte donne une proportion de 14 pour 100, Lowry de 40 pour 100. Mais on peut opposer à ces statistiques toutes plus ou moins déplorables des chiffres plus rassurants. Ainsi Trousseau, en sept ans, vit trois individus seulement mourir d'hémorrhagie de l'intestin dans le cours d'une fièvre typhoïde, et encore un de ses

(1) Revue des sciences médicales, 1878, p. 332.

malades fût-il enlevé par des complications cérébro-spinales.

Ragaine (de Mortagne) (1) rapporte que sur 400 typhiques vus par lui, 11 eurent des hémorrhagies intestinales et que ces onze malades guérirent. De même, dans une statistique dressée par Juteau (de Chartres), à propos d'une épidémie dothiénentérique, on trouve que cinq malades seulement furent atteints d'hémorrhagie intestinale et que tous furent sauvés.

Tandis que Bretonneau, W. Jenner, Louis, Bell, Chomel, Barth, Murchison considèrent l'hémorrhagie intestinale comme un accident de haute gravité, Graves, Trousseau, Kennedy, Ragaine la regardent comme d'un pronostic peu sérieux ou même quelquefois favorable.

Graves, le premier, réagissant contre l'opinion générale, publia des observations où l'hémorrhagie avait paru exercer une influence heureuse sur la marche de la maladie. Trousseau, en France, se fit le propagateur de la doctrine du médecin de Dublin. — Ces hémorrhagies, dit-il, en parlant de l'entérorrhagie typhique, passent partout pour des complications sérieuses et on affirme qu'elles ajoutent à la gravité du mal. Cette opinion est celle des médecins les plus recommandables ; mais, ainsi présentée, elle est beaucoup trop absolue et pour

(1) Ragaine. Mémoire sur une épidémie de fièvre typhoïde qui régna à Moulins-la-Marche pendant les années 1855 et 1856.

n:on compte, ajoute-t il, après m'être longtemps
rangé à cet avis, je professe aujourd'hui une doctrine tout à fait opposée, à savoir, que les hémorrhagies intestinales, dans la fièvre typhoïde, loin
d'avoir la gravité qu'on leur accorde, constituent
le plus souvent un phénomène de favorable au-
gure. — Kennedy (de Dublin) (1) renchérissant encore sur l'opinion de Graves et de Trousseau, professe que l'hémorrhagie est un incident heureux et
qu'elle soulage toujours les malades.

Dans ces dernières années, Griesinger, Murchison,
Béhier et Hardy, M. Jaccoud, pour ne citer que les
noms les plus autorisés, se sont élevés contre cette
manière de voir. — Quand l'hémorrhagie est minime, dit Murchison, elle a probablement peu d'influence, et même quand elle a lieu avant le douzième
jour, elle peut être utile en diminuant la congestion
de l'intestin. Mais quand elle est considérable (et
après le douzième jour, une perte, même légère est
souvent le prélude d'une hémorrhagie considérable) c'est un symptôme dangereux. — De son côté,
M. Jaccoud n'est pas moins catégorique : « Je ré-
cuse de toutes mes forces, écrit-il, la théorie qui
donne l'hémorrhagie intestinale comme un phénomène favorable et quasi critique. »

En somme, si l'entérorrhagie dothiénentérique
peut être insignifiante au point de vue de la marche

(1) Kennedy. Obs. typh. and typh. fevers. Edimb. med.
Journal, 1860, p. 220.

de l'affection; si, dans quelques cas même, elle
paraît exercer, quand elle est modérée, une influence favorable sur la maladie par les phénomènes de rémission et de défervescence qu'elle
provoque, il n'en est pas moins vrai qu'elle doit
toujours être surveillée de très près et qu'elle est
souvent dangereuse.

Sans parler de l'état général et de la dyscrasie
dont elle n'est souvent qu'un symptôme, les hémorrhagies peuvent être graves par leur excessive
abondance. Elles peuvent, dit Trousseau lui-même,
foudroyer les malades au même titre que toutes les
autres pertes de sang. Ce sont, ajoute-t-il, des
accidents redoutables lorsque, se répétant, ils
épuisent le malade et le font tomber dans un état
d'anémie et de débilité qui entraîne l'extinction
des forces vitales ou des troubles nerveux ataxiques.

Les hémorrhagies intestinales, dit Guéneau de
Mussy, peuvent être graves par elles-mêmes; ils
peuvent tuer, et tuer rapidement, les malades. Il
cite à ce propos l'observation d'un jeune homme
qui, le vingtième jour d'une fièvre typhoïde bénigne, semblait entrer en convalescence et fut enlevé en quelques heures par une hémorrhagie de
l'intestin. Murchison dit qu'il a vu maintes fois des
malades mourir inopinément de syncope, peu
d'heures après une perte abondante qui, d'abord,
avait semblé favorable.

De plus, quand le malade survit à l'effet de la
perte de sang due à l'ulcération d'une plaque de

Peyer, il court le risque de mourir d'une péritonite. L'hémorrhagie de la troisième et de la quatrième semaine indique que l'ulcération s'est probablement étendue jusqu'aux vaisseaux situés au-
dessous des fibres musculaires transversales, et
une ulcération de cette nature peut produire une
perforation. Sur 32 cas d'hémorrhagie de l'intestin
suivis de mort, 11 fois la cause immédiate était la
péritonite (Murchison). Darène a rapporté, dans sa
thèse, un certain nombre d'observations dans lesquelles les malades succombèrent des suites d'une
perforation intestinale, et chez lesquels l'hémorrhagie précéda de très peu l'accident fatal.

Parmi les dangers de l'entérorrhagie, l'un des
plus graves et des moins connus consiste dans le
séjour du sang dans la cavité de l'intestin ; il s'y
putréfie, est résorbé et empoisonne l'organisme. Ce
danger, fait remarquer J. Cazalis, est d'autant plus
considérable, que le fait a lieu à un moment où
l'intestin tend à se paralyser.

Mais, ce qui plus que tout le reste aggrave le
pronostic de l'entérorrhagie, c'est l'état général des
forces, c'est la forme adynamique de la fièvre. Sur
ce point, tous les auteurs sont d'accord. Chez ces
malades où l'hémorrhagie de l'intestin coïncide
avec des hémorrhagies gingivales, nasales, réna-
les, pulmonaires, cutanées, etc., la situation est
toujours très mauvaise ; car ici, elles sont l'expres-
sion d'une dyscrasie profonde contre laquelle les
ressources de l'art sont trop souvent impuissantes.

Chomel, après avoir dit que sur sept malades atteints d'entérorrhagie, il en avait perdu six, ajoute qu'il n'attribue pas la mort à l'effet immédiat de la perte de sang, mais qu'il faut l'imputer, dans les cas observés par lui, à l'état général de l'organisme, antérieur aux hémorrhagies, plutôt qu'à celui qu'elles déterminent. Telle est également l'opinion de Trousseau : « Dans ces cas de fièvre hémorrhagique putride, ce ne sont pas, à proprement parler, les pertes de sang qui tuent, la mort arrive par le fait de cet état particulier qui constitue la putridité ».

Le pronostic est donc surtout subordonné d'une part à la quantité de sang perdu, d'autre part à l'état du malade au moment où l'accident se manifeste. Comme le dit fort bien le professeur Jaccoud, une hémorrhagie médiocre peut tuer si l'adynamie est complète; une hémorrhagie abondante peut permettre une issue favorable et ne constituer qu'un orage passager, si l'organisme du malade a subi de moindres atteintes.

Traitement.

D'aucuns prétendent qu'il faut laisser l'hémor-
rhagié intestinale se guérir d'elle-même chez les
dothiénentériques. Mais la longue série des médicaments recommandés par les auteurs, aussi bien à
l'étranger qu'en France contre l'accident qui nous
occupe, montre bien que, sur ce point, la théorie de
l'expectation n'a trouvé que peu de défenseurs,
même chez ceux qui ne considèrent pas comme
absolument grave le pronostic de l'entérorrhagie
typhique.

Pour combattre cette complication, Trousseau, à
l'Hôtel-Dieu, donnait des préparations de ratanhia
et d'acide sulfurique; on trouve, dans ses cliniques,
la formule suivante : Eau de Rabel, 4 grammes.
Sirop de ratanhia, 40 grammes. Eau, 100 grammes.
A prendre par cuillerées dans le courant de la
journée.

Les accidents produits, c'est au quinquina qu'il
s'adressait pour en prévenir le retour, non dans le
but d'arrêter le flux sanguin au moment de sa
production, mais comme moyen de remédier à la
disposition organique en vertu de laquelle ces hémorrhagies ne tarderaient pas à se renouveler.

L'essence de thérébentine a été autrefois préconisée par Graves comme un des meilleurs agents contre les hémorrhagies intestinales de la fièvre typhoïde. Il employait la potion suivante, qui porte son nom : Essence de thérébentine, 6 grammes. Huile de ricin, 9 grammes. Eau, 100 grammes. Mêlez. A prendre par cuillerées toutes les heures. On faisait aussi toutes les trois heures des embrocations sur le ventre avec : huile d'olives, 120 ; essence de thérébentine, 12.

D'après Murchison, l'hémorrhagie, quand elle se montre dans les dix premiers jours de la maladie, peut être promptement arrêtée par l'acétate de plomb à la dose de 0,20 à 0,60 centigr. en potion ou en pilules, par l'alun, par la morphine, et les lavements opiacés.

Parmi les médicaments opiacés, on vantait beaucoup jadis le remède dit de Gardien : teinture de cannelle, 100 grammes ; laudanum de Sydenham, quarante gouttes. A prendre par cuillerées à potage, d'abord tous les quarts d'heure, puis d'heure en heure. Surveiller l'effet du remède.

On peut encore prescrire pour la journée, 10 pilules contenant chacune : extrait de ratanhia, 0,10 centig., extrait thébaïque, 0,01 centigramme.

Ou bien, faire prendre chaque demi-heure une cuillerée à soupe de la potion suivante : extrait de ratanhia, 4 grammes, alun, cachou, àà 0,50 centigrammes, extrait thébaïque, 0,15 centigrammes, décoction de ratanhia, 120 grammes.

Le perchlorure de fer à la dose de un à deux

grammes, sera de même très utilement employé.

A une période plus avancée de la maladie, les agents à mettre en œuvre sont, outre les remèdes sus-mentionnés, le tannin et le seigle ergoté.

Noël Guéneau de Mussy (1) donne l'acide tannique suspendu dans un mucilage de gomme édulcoré avec du sirop d'écorces d'oranges amères et il y ajoute habituellement l'extrait aqueux d'ergot à la dose de un à deux grammes.

De l'avis des médecins les plus compétents, ce dernier médicament est un agent de grande valeur, même dans les cas les plus graves. Il présente d'ailleurs cet avantage considérable de pouvoir être facilement administré par la voie hypodermique et absorbé de la sorte beaucoup plus rapidement que par la voie stomacale, d'où hémostase plus prompte.

De plus, tandis qu'il suffit d'une dose minime d'ergoline pour obtenir en injection un effet rapide, le même médicament, ingéré par la bouche, subit dans le tube digestif une série de décompositions qui le dénaturent et en rendent le résultat incertain. On se servira avec avantage de la solution suivante, dont un centimètre cube (capacité ordinaire de la seringue de Pravaz) contient 0,10 centigrammes de principe actif. Ergotine Bonjean, 2 gr.; glycérine, eau ââ 10 grammes.

Dans tous les cas, on peut introduire de petits morceaux de glace dans la bouche du malade et les

(1) N. Guéneau de Mussy. Loc. cit., p. 683.

y laisser fondre, lui donner du lait alcoolisé et glacé, appliquer enfin sur le côté droit de l'abdomen, une vessie remplie de glace pilée qu'on renouvellera fréquemment.

Mais, comme le font remarquer Béhier et Hardy, il faut se mettre en garde contre un accident possible, la gangrène de la peau sur laquelle repose l'appareil réfrigérant.

Pour prévenir cet accident, il suffit d'interposer entre la vessie de glace et la peau, six à sept doubles de gros linge, dont on augmenterait encore l'épaisseur si l'on voyait les téguments pâlir ou prendre une teinte rouge sombre. Les lavements d'eau froide avec ergot de seigle, ratanhia ou perchlorure de fer peuvent également donner de bons résultats.

A propos de la méthode réfrigérante, nous devons citer ici un cas de M. Maurice Raynaud (1), dans lequel on voit une malade épuisée par de graves hémorrhagies intestinales rebelles à tout traitement, trouver dans un bain froid la cessation subite de ces accidents. (?)

Dans les cas où les applications froides et les autres moyens hémostatiques échoueraient, peut-être pourrait-on, avec Guéneau de Mussy, tenter l'application d'eau très chaude sur le rachis d'après la méthode de Chappmann contre la métrorrhagie.

Le café, le vin, le punch chauds, conseillés par

(1) Maurice Raynaud. France médicale.

Liebermeister, trouvent aussi leur emploi dans les hémorrhagies passives de l'intestin.

On a tenté récemment les injections sous-cutanées d'éther sulfurique ; mais les résultats obtenus n'ont jusqu'à présent rien de concluant (1).

Enfin le Dʳ Lutaud, dans son nouveau formulaire de thérapeutique, signale à l'attention des praticiens, un nouveau médicament fort employé en Angleterre et en Amérique sous le nom d'Hazeline et qui n'est autre chose que le produit de la distillation de l'écorce fraîche de l'Hamamelis virginica, arbrisseau très commun de l'Amérique du nord, de la Chine et du Japon. On le trouverait aussi à Madagascar. C'est un liquide incolore, de saveur astringente et d'odeur un peu piquante. En en faisant prendre au malade, trois ou quatre fois par jour, trente gouttes dans un peu d'eau, on a pu enrayer, dans plusieurs cas, l'hémorrhagie intestinale.

En même temps que ces divers médicaments, on ordonne au malade le repos le plus absolu et on proscrit sévèrement visites et conversations. Il faudra aussi se préoccuper du sommeil, si nécessaire à la réparation et à la nutrition des centres nerveux et empêcher en un mot par tous les moyens possibles, les syncopes qui trop souvent enlèvent inopinément les malades (2).

(1) Boiteux. Traitement de la fièvre typhoïde. Paris, 1883.
(2) Voir Grellety. De la fièvre typhoïde. Paris, 1883.

Enfin, dans les cas graves où une hémorrhagie intestinale, résistant à tous les moyens hémostatiques, vient jeter le malade dans un état de prostration et de faiblesse des plus menaçants, la transfusion du sang peut rendre et a rendu de très réels services.

Darène, qui a consacré sa thèse inaugurale à l'étude de ce très intéressant sujet (1), a pu recueillir neuf observations dans lesquelles la transfusion, faite sur des malades à l'agonie, a été, trois fois, suivie de succès. Dans les six autres cas, l'opération a été suivie d'une amélioration marquée et c'est une autre complication qui a amené la mort.

Déjà en 1874, Béhier disait à propos de la fièvre typhoïde, que dans les cas d'anémie profonde, quand il y a hydrémie et que les globules ne sont plus en nombre suffisant pour stimuler convenablement l'organisme, on pouvait espérer, en injectant un sang plus apte à lutter contre la débilité générale, ranimer le système nerveux et, par lui, le système digestif et absorbant, et rendre au sang les qualités voulues pour continuer le mouvement vital (2).

On trouvera, résumées dans le tableau suivant, les neuf observations publiées in extenso par Darène.

(1) Darène. Étude sur la transfusion du sang à la suite des hémorrhagies intestinales survenant dans le cours de la fièvre typhoïde. Paris, 1883.

(2) Béhier. Leçon sur la transfusion du sang dans l'anémie. Revue scientifique, 1874.

AUTEURS.	Date de l'hémorrhagie.	Procédé de transfusion.	Résultat.
Gibert (du Havre).	6ᵉ semaine.	I. Vein. de sang humain non défibriné.	Succès.
Musler.	4ᵉ —	I. Art. de sang humain non défibriné.	id.
Havemann.	3ᵉ —	I. Art. de sang humain défibriné.	id.
Kusmaul et Gerny.		I. Vein. de sang humain défibriné.	Insuccès.
Kuster.	4ᵉ —	I. Art. de sang de mouton.	id.
Mohamed.	6ᵉ —	I. Vein. de sang humain.	id.
id.	6ᵉ —	»	id.
Spillmann et Heydenrich.	3ᵉ —	I. Vein. de sang humain défibriné.	id.
Roussel.		I. Vein.	id.

Pour Darène, le sang humain doit être préféré au sang animal, le sang complet au sang défibriné, le sang veineux au sang artériel.

Nous avons cru intéressant de reproduire ici intégralement l'observation si instructive communiquée par le Dʳ Gibert à l'Académie de médecine (1).

Observation. — M. J. S..., âgé de 45 ans, n'ayant jamais été malade, d'une constitution robuste, a été atteint, vers le 13 décembre 1880, d'une fièvre typhoïde, en même temps que plusieurs personnes de son entourage.

(1) Bulletin de l'Académie de médecine.

Au début, rien ne pouvait faire prévoir une complication quelconque et le malade semblait très légèrement atteint. Le pouls se maintenait entre 80 et 90, et la température entre 37,5 le matin et 38,15 le soir. Céphalalgie légère, pas d'épistaxis, pas de diarrhée, langue nette, appétit nul. Ainsi donc, rien d'inquiétant au début, si ce n'est un certain abattement et quelques sueurs nocturnes, profuses et tenaces.

Vers le troisième septénaire, quelques taches rosées lenticulaires.

Le 14 janvier, trente-neuvième jour de la maladie, fait déjà anormal, après une nuit excellente, le malade, vers le matin, éprouve une sensation étrange ; il lui semble qu'il va mourir, que la vie lui échappe. Le Dʳ Gibert, à son arrivée auprès du malade, le trouve dans un état syncopal grave. Le faciès est profondément altéré, corps couvert d'une sueur froide, le pouls petit, fuyant, à 124. La température est descendue à 36°.

Grâce à l'application de sinapismes sur tout le corps, on parvient à faire cesser cet état syncopal, si grave et si inquiétant.

Un lavement donné quelques heures après, provoque une très petite selle sanglante. La nuit du 14 au 15 est très agitée. Dès qu'on parle au malade, qu'on provoque, par une question, le moindre acte intellectuel, il s'excite et délire.

Le 15. Le Dʳ Millard voit le malade et décide, avec le Dʳ Gibert, qu'il y a lieu de s'abstenir de tout lavement et de tout purgatif. L'examen physique du ventre ne révèle aucun signe manifeste d'une accumulation considérable de sang épanché. Le malade est faible mais non exsangue.

Le 16. Nuit bonne, sommeil plus profond, urines involontaires ; pas de selles ; délire gai. T. 38°, P. 112. L'alimentation est difficile, le malade refusant les aliments qu'on lui présente.

Du 16 au 17. Pas de garde-robe.

Le 17, au matin. Le malade est pris d'un accès de délire ; il laisse son lit. Dans les efforts qu'il fait, il rend par l'anus

une quantité énorme de sang coagulé putride, qui remplit en
un instant, d'une odeur infecte, la chambre du malade. D'après
les évaluations, le poids du sang rendu par l'anus était d'en-
viron 1500 grammes. Il est certain qu'une artère mésaraïque
avait été intéressée.

Après ces copieuses garde-robes sanglantes, le malade est
paisible, à la condition qu'on le laisse dans l'obscurité et dans
un silence absolu. La moindre excitation fait naître le délire.
P. à 112, T. 38°. Le malade prend du lait et du cognac.

Le 18. Les sueurs deviennent excessives, à ce point que
toutes les pièces du lit sont trempées. L'intelligence s'obscur-
cit tout à fait.

La langue est sèche et cornée.

Le 19. Nuit passable, mais faiblesse très grande. L'alimentation est régulière cependant, suffisante pour maintenir les
forces du malade, qui néanmoins déclinent de plus en plus.
Vers midi, une lipothymie grave vient nous donner l'explication de cette faiblesse croissante. Il est probable, presque
certain, que l'hémorrhagie n'a pas complètement cessé ; on en-
toure le malade de flanelles chaudes pour ramener un peu de
chaleur aux extrémités, qui se refroidissent.

Dans la soirée, tous les signes de l'agonie se manifestent.
Les battements du cœur sont précipités ; on n'entend plus le
premier bruit. Le pouls est inappréciable.

C'est alors que le D' Gilbert se décida à intervenir. Une
première transfusion de 40 grammes de sang furent injectés
dans la veine céphalique, à l'aide de l'appareil de Moncoq. Le
sang se coagulant dans l'appareil, on se borna à cette quantité, de peur de lancer un caillot sanguin dans la circulation.

Aucun effet physiologique immédiat. Cependant la nuit est
meilleure que la précédente. Le pouls est plus sensible.

Le 21, au matin. Le malade est dans le même état que la
veille ; le sang transfusé le soir, a maintenu la vie. Une nouvelle transfusion est décidée et l'on injecte 90 grammes de
sang non défibriné.

Picard.   4

Cette seconde transfusion fut suivie de résultats immédiats très remarquables. Le pouls revient sensible et comptable ; de 150 il descend à 120.

Le malade parle et peut prendre un bol de lait.

Une heure après la transfusion, un délire bruyant s'établit et menace de devenir sérieux. La pupille étant plutôt dilatée que contractée, le Dr Gibert pratique une injection sous-cutanée de 6 milligrammes de morphine qui procure au malade un sommeil de trois heures de durée.

Le soir du même jour, le malade est redevenu si faible, avec un pouls si misérable, que la question d'une troisième transfusion est agitée, mais le malade s'est nourri et a bu assez de lait pour qu'on puisse attendre. La nuit se passe dans un délire presque continu. Une injection de 6 milligrammes de morphine calme le délire et procure au malade un sommeil qui dure jusqu'au matin.

Le 22. Le malade est mieux. T. 37°, P. 120.

Les jours qui ont suivi n'ont présenté rien de remarquable. Le malade entre en convalescence.

CONCLUSIONS

La fréquence de l'entérorrhagie dans la fièvre typhoïde est variable; mais en réunissant les statistiques dressées sur ce sujet, on arrive à peu près à la proportion de 5 pour 100.

A nombre égal de cas de dothiénentéries, cette complication est beaucoup plus commune chez l'adulte que chez l'enfant et le vieillard.

Les sujets qui, en état de santé, ont une tendance marquée aux diverses hémorrhagies, sont plus particulièrement exposés à l'entérorrhagie dothiénentérique. L'accident est surtout à craindre dans les formes adynamiques. — Les écarts de régime au moment de la convalescence peuvent être aussi incriminés. D'après les travaux des épidémiologistes anglais et les recherches de Tholozan, la fréquence varie suivant les latitudes. Plus fréquente en Grande-Bretagne et dans les climats tempérés, l'entérorrhagie serait, au contraire, très rare en Perse et dans les pays chauds.

Le traitement par les bains froids, par l'acide salicylique et le salicylate de soude à fortes doses paraît bien exercer une influence réelle sur la production de l'hémorrhagie intestinale.

L'altération du sang, les lésions vasculaires, la congestion des viscères, le processus ulcératif de la muqueuse intestinale et peut-être aussi la thrombose artérielle, doivent être invoqués comme conditions pathogéniques. Les entérorrhagies précoces, liées en général à une hyperhémie de la muqueuse, sont les moins graves. Il n'en est pas de même de celles qui surviennent à une période plus avancée de la maladie, chez des sujets épuisés et dans les formes adynamiques.

La plus grande fréquence de l'hémorrhagie intestinale s'observe dans les troisième et quatrième septénaires; mais on peut la voir survenir tantôt dès les premiers jours de l'affection, tantôt, et plus souvent peut-être, dans la septième et la huitième semaine jusqu'aux approches de la convalescence.

Paris. — A. PARENT, Imp. de la Fac. de médec., A. DAVY, successeur, 52, rue Madame et rue M.-le-Prince, 14.

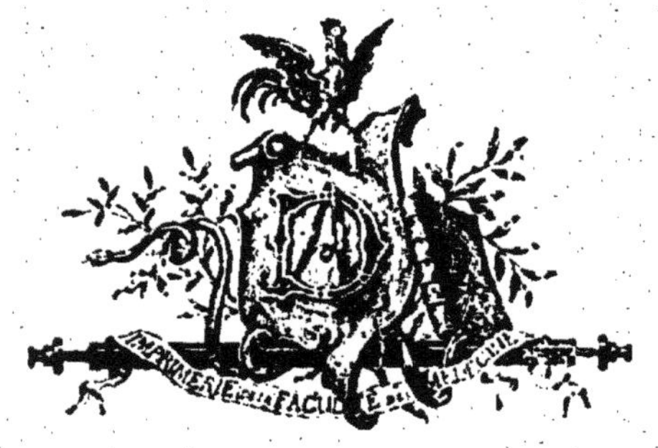
IMPRIMERIE DE LA FACULTÉ DE MÉDECINE

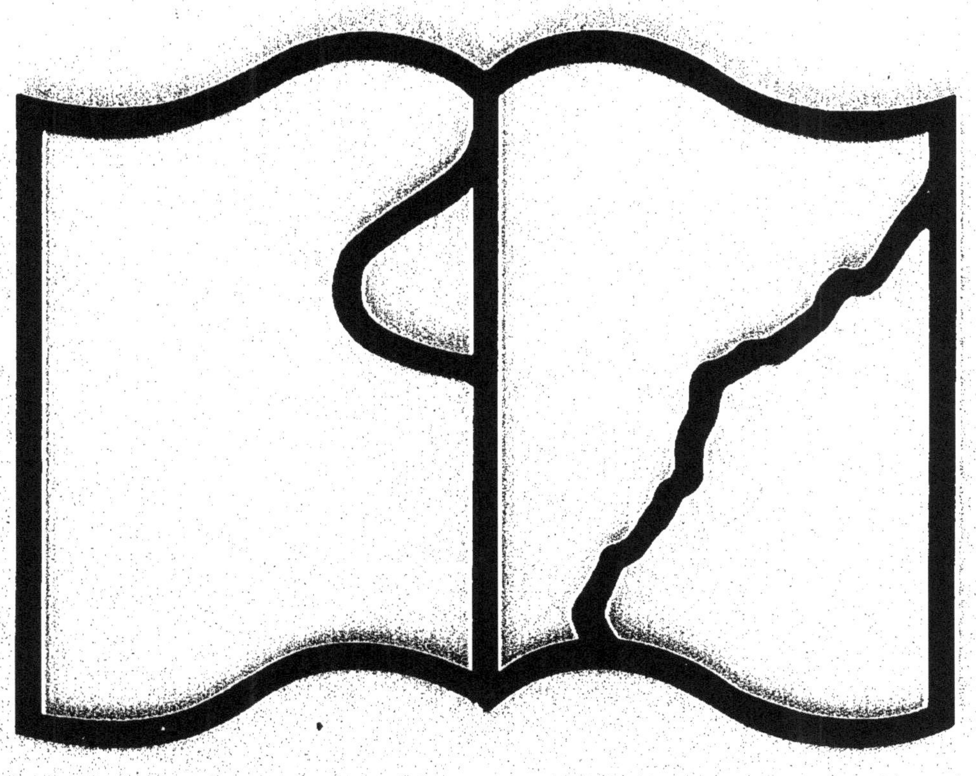

Texte détérioré — reliure défectueuse

NF Z 43-120-11